Trattamento di Cheratina

María Leal

Índice

1. Informazioni Generalli

La cheratina è una proteina fibrosa che si trova nei capelli, la pelle e altre zone del corpo umano come per esempio, le unghie.

Esistono vari tipi, ma si dividono in due grandi classi: alfa o beta. L´alfa è quella che producono i mammiferi, compresi gli esseri umani. La beta quella che si trova nei rettili e nei volatili.

Il capello umano è composto da cheratina e sono molte le persone che decidono di dare un supplemento di questa proteina perché presenti un aspetto più sano e brillante. Tra i trattamenti di cheratina per i capelli spiccano stiratura giapponese, la stiratura brasiliana e la cheratina con cioccolato.

Questi trattamenti stanno diventando sempre più popolari ed è per questo che oggigiorno puoi trovare molti centri di bellezza nei quali puoi realizzarti questi trattamenti. La cosa più importante al momento di metterti nelle mani di professionisti è una buona elezione del centro e avere la sicurezza che utilizzano prodotti di qualità.

Se lo preferisci puoi optare anche per un trattamento di cheratina in casa utilizzando alcuni prodotti come la cheratina deliplus, nelly e salerm, puoi comprare questi prodotti in grandi magazzini o supermercati come Mercadona.

1.1 Che cos´è la cheratina

La cheratina è una proteina che si trova nei capelli e nella pelle oltre ad altri luoghi como potrebbero essere le unghie degli esseri umani o gli zoccoli degli animali. La cheratina si forma a partire da amminoacidi e, dipendendo dalle caratteristiche di questi, la cheratina è rigida o flessibile. Per esempio, nel caso dei capelli, la cheratina è flessibile mentre la cheratina che troviamo nel corno di un animale è dura.

La cheratina è un elemento delicato, per questo, la maggior parte delle volte che troviamo la cheratina, questa è morta. Per esempio, se pensiamo a un unghia, dobbiamo sapere che la parte esterna di questa, quella che possiamo toccare, è formata dalla proteina della cheratina già morta. Queste cellule morte servono a proteggere la cheratina viva che si trova sotto e che spinge da lì man mano va crescendo.

Da che cosa è formata la Cheratina

I cheratinociti sono cellule vive che formano la cheratina. Sono presenti in tutti quei posti in cui è presente anche la cheratina, come potrebbero essere la pelle o le unghie. I cheratinociti si staccano di mille in mille quotidianamente dal nostra pelle e dal nostro corpo in generale. Quando la cheratina si va rigenerando e spingendo verso l´alto le cellule più antiche si staccano e con loro i cheratinociti. Alcune malattie fanno sì che questo processo abbia un ritmo inappropriato come per esempio la psoriasi, che fa sì che il ciclo sia più rápido.

Un modo di proteggere la cheratina del nostro corpo è mangiare alimenti come per esempio, la gelatina, che aiuta a conservarla. In genere, la cheratina si presenta nel corpo umano fragile e secca, cosa che fa sì che si stacchi. Dato che il distacco è una parte naturale del processo, bisogna provare a far sì che la cheratina sia più spessa possibile perché gli strati esterni proteggano gli strati interni. Se idratiamo i capelli, le unghie o la pelle, stiamo aiutando a dar forza e a mantenere la nostra cheratina.

Nel caso dei capelli, oltre a poterlo idratare con creme ammorbidenti, esiste anche la possibilità di sottomettersi a un trattamento capillare di cheratina come potrebbe essere la stiratura giapponese o la nanocheratina.

Proprietà della Cheratina

Una delle proprietà più interessanti della cheratina è che è molto difficile da dissolvere. La causa del fatto che non si possa dissolvere con facilità è che contiene un elemento chiamato disolfuro di cisteina. Questo componente crea ponti a forma di pale che sono tremendamente forti. Nella formazione di queste pale intervengono anche gli atomi di zolfo che aiutano a far sì che la cheratina sia di difficile dissoluzione.

Dipendendo da quanto disolfuro e zolfo abbia la cheratina, questa sarà più o meno forte, vale a dire, sarà più o meno rigida. Per esempio, nel caso delle corna degli animali, dei canini o nei casi di cavalli, la quantità di disolfuro di cisteina è alta. Nel caso dei capelli è bassa, e nel caso delle unghie, è intermedio. Se qualche volta hai avuto una cattiva esperienza di bruciarti i capelli, avrai scoperto che hanno un odore abbastanza forte, ciò si deve precisamente a questo solfuro.

1.2 Come funziona la Queratina

Quando si tratta di cheratina, più dura è, meglio è. Le sue qualitè di protezione migliorano quanto più forte sia, sia dentro che fuori. La cheratina apporta ai capelli ciò che le manca e ciò che ha perso con gli anni. Hai i capelli senza brillantezza secchi e danneggiati? Sono ricci, ondulati, troppo voluminosi o difficili da maneggiare?

L'applicazione del trattamento di cheratina mette fine a tutto ciò, dato che apporta una grande dose di vitalità e non rinnova dentro o fuori. Con l'applicazione di cheratina sui capelli otterrai dei capelli brillanti e sani. La proteina della cheratina ripara i capelli dall'interno fortificandoli, dando loro volume e vita. Come conseguenza, i capelli diventano più maneggevoli e sembra che in certe occasioni, dipendendo dal riccio, questo si stira. Nonostante ció, con la cheratina non si possono ottenere risultati simili a quelli che si ottengono con tecniche come la stiratura brasiliana.

Come funziona la cheratina?

Il funzionamento della cheratina è il seguente:

Le piccole molecole di cheratina penetrano nella corteccia dei capelli e migliorarno la riparazione della qualità del capello dall'interno. Ottieni una maggior resistenza, elasticità e quando c'è umidità produce un effetto liscio, leggero e brillante. I fattori ambientali come i raggi del sole, l'inquinamento e il fumo danneggiano i tuoi capelli sulla parte esterna, la cheratina li aiuta a ripararsi.

Il trattamento con cheratina ti fa ottenere una stiratura rivoluzionaria. È un metodo che rende più morbidi, liscia, e sistema i capelli. Non richiede nessun prodotto chimico forte, anzi utilizza una soluzione che contiene cheratina naturale per lavorare con le cuticole dei capelli e occupare delicatamente il loro posto nel capello.

Quanto dura la stiratura con cheratina?

La cheratina funziona specialmente con i capelli danneggiati, infatti, più danneggiati sono i capelli, più tempo durano i risultati della cheratina. In genere, tuttavia, il trattamento è solito durare tra i due e i quattro mesi.

A causa del fatto che questo non è un trattamento permanente, (la soluzione basata sulla cheratina diminuisce con il tempo), i capelli torneranno alla loro forma abituale. I capelli, tuttavia, rimarranno morbidi, brillanti e con un aspetto sano. Quante più volte riceverai il trattamento, più sano e maneggevole diventerà. Si richiede meno tempo di asciugatura e i risultati saranno eccellenti in pochi minuti. Dato che non devi lavorare con soluzioni termiche, i danni nel capello si possono prevenire.

Il risultato finale: se i tuoi capelli sono ribelli, crespi o ricci e ti piacerebbe impiegare poco tempo per il loro mantenimento, la cheratina è il trattamento ideale. I capelli rimarranno perfetti!

1.3 Prezzi del trattamento di cheratina

La stiratura di cheratina oSpazzola Progressiva, è una tecnica che viene dal Brasile. Oggigiorno sta assumendo molta importanza in altri paesi e sono sempre di più le persone che godono di capelli maneggevoli, senza frizz e semplici da pettinare. La stiratura di cheratina non è una stiratura stile tavola come può essere la stiratura giapponese. Si tratta di un metodo che restaura la cuticola naturale del capello donandole in questo modo una salute, una lucentezza e una vitalità tanto impressionante quanto naturale.

È difficile dire con esattezza il prezzo della stiratura di cheratina perché dipende soprattutto da un grande fattore: la lunghezza dei capelli. Così puoi trovare un trattamento per stirare i capelli dai 100 euro fino ai 180 circa. Anche se a prima vista può sembrarti caro, è più economico della stiratura giapponese e inoltre vale la pena. Dura fino ai 3 o 4 mesi e puoi fare tutti i tipi di attività, incluse quelle che implicano umidità, come per esempio farti il bagno in piscina. Se fai il calcolo, è come se spendessi ogni mese, 20 euro per andare dal parrucchiere. Ora già non sembra tanto vero?

D´altra parte, il trattamento di stiratura con cheratina sta diventando così popolare che sono molte le ditte che lo offrono e ciò fa sì che la lotta dei prezzi sia un vantaggio per il consumatore. Ti raccomandiamo che t´informi bene in tutti i centri che conosci per scoprire qual è il più economico e che presti speciale attenzione alle offerte online. I prezzi per un trattamento di cheratina possono scendere fino ai 40€ se lo compri attraverso un´offerta online.

Trattamento di cheratina economico

Esistono anche altri modi per ottenere un buon prezzo per il trattamento dei capelli con Cheratina. Se sei disposta a passare alcune ore davanti allo specchio, puoi fare un trattamento di cheratina casalingo a costo molto basso. Hai solo bisogno di comprare i prodotti adeguati (puoi farlo direttamente su internet) e metterti all´opera In genere questo trattamento è solito durare la metà del tempo ma il prezzo si riduce a più della metà considerato che l´unico costo è quello dell´acquisto del prodotto di cheratina.

1.4 Cheratinociti

Esiste un dubbio molto popolare tra le persone che pianificano di farsi un trattamento. Che cos´è il Cheratinocito? Il Cheratinocito è una cellula che si trova sull´epidermide (rappresenta l´80-90% della stessa).

L'epidermide è composta da 4 strati e i cheratinociti compongono tutti questi, in funzione alla morfologia dei cheratinociti.

Questi strati dell'epidermide sono:

- Strato basale: è formato da una sola linea di cheratinociti cilindrici.
- Strato spinoso: Si chiama così perché visto dal microscopio si osservano le unioni cellulari a forma di spine.
- Strato granuloso: quando sono osservati con il microscopio, le cellule si presentano come dei granuli basofili.
- Strato corneo: Le cellule hanno perso il loro nucleo e si trovano piene di cheratina.

Che cosa sono i Cheratinociti

Il primo strato, lo strato basale è il più profondo di questi. È costituito da un solo strato di cellule. Il secondo strato, lo strato spinoso, lo formano moltitudini di strati di cheratinociti così come citoplasa eosinofilo. Questi due elementi si trovano uniti tra di loro attraverso i ponti unicellulari.

Lo strato granuloso è sopra quello spinoso e sopra lo strato basale. Lo formano varie file che contengono granuli di cheratina. Lo strato sopra tutti questi è quello corneo, dove si trova la cheratina molle, delle proteine molto piccole.

I cheratinociti sono le cellule più abbondanti dell'epidermide e sono quelli incaricati di dare una funzionalità a questa.

Ci sono altre cellule che si trovano sull'epidermide e sui capelli:

- Melanociti.
- Cellule di Merkel.
- Cellule di Langerhans.
- Cellule indeterminate.

1.5 Trattamento di Cheratina

Che cos´è il trattamento di cheratina? Una delle cose più frustranti nel mondo per una donna è avere brutti capelli ogni giorno o e averli rovinati. Purtroppo per le donne i cui capelli sono molto ricci o increspati, questi giorni normalmente sono quelli abituali. Per molte donne che hanno i capelli molto ricci o ricci e inoltre molto lunghi il trattamento di cheratina sui capelli ricci darà loro lunghi periodi in cui i suoi capelli diventeranno lisci, dritti o almeno liberi dal riccio. Inoltre darà loro morbidezza. Senza dubbio, il trattamento con queratina e anche, la stiratura brasiliana o la stiratura giapponese sono una buona notizia per queste donne, si offriranno loro risultati eccellenti.

Il primo passo per spiegare il processo del trattamento di cheratina sui capelli è iniziare dallo spiegare che cos´è la cheratina. La cheratina è una proteina naturale che si trova nel capello, la pelle, le unghie e i denti. Il capello senza la cheratina è danneggiato, il capello sarà secco e rovinato. Qui ti mostriamo che cos´è la cheratina.

Processo di trattamento di cheratina

- I capelli si lavano in profondità con uno shampoo buono
- La formula per il trattamento di cheratina dei capelli si applica con cura sul capello (dal cuoio capelluto alle estremità) e si pettina.
- Si asciugano i capelli
- Il trattamento di cheratina si fissa ai tuoi capelli attraverso una piastra
- Mantieni i capelli asciutti (e lisci - senza mollette, code di cavallo, ecc) per 48 ore.

Tutto il processo (passi 1-4) del trattamento di cheratina dura circa 2-3 ore a seconda della lunghezza dei capelli. È fondamentale che la cheratina rimanga sui capelli per 48 ore con lo scopo che si posizioni correttamente. Oltre a non lavarsi i capelli, è molto importante mantenerlo il più liscio possibile (non metterlo nemmeno dietro le orecchie), dato che potrebbe rimanere segnato e curvato. Il risultato finale del trattamento di cheratina è che il capello si stira e si mantiene così per un lungo periodo di tempo, generalmente da 3 a 5 mesi.

È possibile scegliere tra diversi livelli della stiratura del capello la cheratina. I trattamenti di cheratina possono offrire diversi gradi di "liscio" o stiratura del capello. Non tutte le donne desiderano avere il pelo completamente liscio, molte amano i loro ricci e si sentono frustrate solo per la forma che la chioma assume a seconda del clima che c'è. La cheratina è un buono strumento per trattare questo problema.

Il più delicato dei gradi è la formula che ha come obiettivo eliminare il frizz, ma mantenere la curvatura. In questo grado si modera il riccio ma si mantiene l'onda. Il più forte dei gradi della formula è quella che è più comunemente associata al trattamento della cheratina, e che è conosciuta fondamentalmente, perché trasformi i capelli da ricci a lisci. Molti utenti stanno optando per il livello medio invece di scegliere la formula di trattamento liscio completo.

Effetti secondari del trattamento con la Cheratina. Rischi e sicurezza

Dagli inizi del 2011 sono state fornite informazioni nei mezzi di comunicazione sull'uso di formaldeide nei prodotti di cheratina con lo scopo di ottenere i risultati desiderati. Dato che a certi livelli, la formaldeide si considera pericolosa, è importante valutare il livello di formaldeide utilizzato nel prodotto prima di sottoporsi a un trattamento di cheratina. I livelli di formaldeide che si usano possono variare abbastanza da un prodotto di trattamento di cheratina a un altro prodotto. In accordo con OSHA se un prodotto di trattamento di cheratina contiene più di uno 0,1% di formaldeide, il fabbricante del prodotto deve indicarlo sul suo prodotto. I test su alcune marche hanno indicato che c'erano prodotti che contenevano più del 10% del conservante.

Nel settembre del 2011, una nota pubblica fu emessa dall'FDA riguardo alla compagnia della cura dei capelli Brazilian Blowout. I livelli di formaldeide che si stavano utilizzando nei loro trattamenti andavano dall'8,7 fino al 10,4%, un livello che la FDA considera pericoloso. Come risultato di questo, anche se l'azienda ha addotto che non ha tenuto in considerazione questi livelli pericolosi, si è iniziato il commercio di una formula che contiene 0% di formaldeide ed è stato possibile farlo a paritre da un derivato della pianta.

Molti dei prodotti di cheratina più recenti (di altre compagnie) dicono non contengono per niente formaldeide.

Un fattore che può aiutare a ridurre l'impatto all'esposizione di queste sostanze è assicurarsi di andare in un salone di bellezza ben ventilato per il tuo trattamento di cheratina. Si può anche considerare l'uso di qualche tipo di mascherina chirurgica se desideri proteggerti ancora di più. Se provi qualsiasi tipo di irritazione della pelle o problemi a respirare durante o dopo il tuo trattamento, devi consultare il tuo medico.

Dato che l'uso di alti livelli di formaldeide sono una preoccupazione, nei saloni di bellezza celebri si assumono precauzioni estreme per assicurarsi che i trattamenti di cheratina quanto più sicuri sia possibile per i clienti, in particolare tenendo in considerazione che questi tipi di trattamento costano generalmente un prezzo a partire dai 100 a 180 euro, a seconda della lunghezza del capello.

Mantenimento del trattamento della cheratina

Il mantenimento dei tuoi capelli dopo un trattamento di cheratina brasiliana inizia col dare al capello un tempo di inattività. Ciò significa aspettare due giorni dopo il trattamento prima di lavarsi i capelli. Questo primo passo è il più importante da tenere presente. Questa attesa è per dar tempo ai capelli e aiutare a riuscire a rendere efficace il processo di lavoro della cheratina durante questo periodo.

Una volta che si inizia a lavare i capelli dopo il trattamento, si deve utilizzare uno shampoo senza solfato di sodio per aiutare a evitare la separazione del trattamento di cheratina che è stata portata a termine sul capello.

Anche se l'idea di non lavarsi i capelli per 2 o 3 giorni può sembrare un po' frustrante, la maggior parte delle donne con i capelli molto ricci o crespi lo considererebbe un piccolo prezzo da pagare. Soprattutto perché la cura quotidiana dei capelli per i capelli ricci può portar via una gran parte di tempo. Questo tempo va riducendosi in modo significativo dopo essersi sottoposti a un trattamento di cheratina. Ciò che prima poteva richiedere due ore tra asciugare e pettinare i capelli, adesso è possibile in pochi minuti.

Colorante nel trattamento di cheratina

La gente si domanda quale sia l'impatto della colorazione sul capello al momento di realizzarsi un trattamento di cheratina. Molti hair stylist raccomandano che se il cliente vuole tingere i suoi capelli, meglio che lo faccia prima di sottoporsi a un trattamento di cheratina. La cheratina aiuterà a fissare il colore affinché i risultati della colorazione si prolunghino durante molto più tempo di quello che normalmente durerebbe. Non si devono tingere i capelli fino a due settimane dopo dall'essersi realizzati il trattamento di cheratina, perciò è consigliabile assicurarsi di tenerlo presente prima di programmare un trattamento.

1.6 Trattamento di cheratina casalingo

Le versioni in casa dei trattamenti di cheratina brasiliana sono frequenti. Per realizzarli, l'opzione di utilizzare cheratina liquida è la più popolare. Si tratta di soddisfare la richiesta di capello liscio semi-permanente senza l'alto prezzo né le ore di parrucchiere. La cheratina liquida, o cheratina idrolizzata, utilizza il calore termico per aiutare la proteina del capello a unire le punte dei capelli.

Confronto

Il trattamento che si realizza in casa riesce a stirare i capelli per circa 30 o 45 giorni meno del trattamento dal parrucchiere. Vale a dire, il trattamento professionale di cheratina dura almeno il doppio del tempo. La cheratina liquida costa molto poco in confronto a quello che costa un trattamento di cheratina da un parrucchiere professionale. Per il prezzo del trattamento in un salone professionale potresti farlo almeno 3 volte in casa. Nonostante questo, è necessario chiarire che il fatto che il prezzo sia più elevato è perché, oltre al fatto che i risultati sono più duraturi, sei sicuro del fatto che l'hair stylist professionale farà tutto correttamente. Il trattamento di cheratina richiede molte ore per essere realizzato pertanto è normale che il prezzo sia elevato confrontato con altri trattamenti dal parrucchiere.

Come fare il trattamento di cheratina a casa

La stiratura brasiliana è diventata una forma popolare di trasformare i capelli ricci e molto ricci in capelli eleganti e seducenti con un mantenimento minimo. Si elimina l'increspamento e si riduce la qualità del riccio. Il processo fissa la cuticola del capello con il calore e la cheratina in modo che si ripari il capello. La stiratura brasiliana causa meno danni che altri trattamenti alternativi, come per esempio, la stiratura giapponese, che è un procedimento che utilizza prodotti chimici. A differenza di altri tipi di stiratura, si può realizzare sulla maggior parte dei tipi di capelli, compresi i capelli tinti. Spendere una grande quantità di denaro in un salone di bellezza per godere dei benefici di questo trattamento può essere una cosa del passato se impari a fare il trattamento a casa. Ti interessa ottenere quasi gli stessi risultati a un terzo del prezzo reale? Ti spieghiamo come farlo:

Il processo comincia lavando i capelli con uno shampoo speciale che elimina i residui e gli oli. Si separano i capelli e si applica la cheratina liquida su tutto il capello. In seguito, si lascia riposare per 30 minuti. Dopo questo devi asciugarti i capelli, eliminare l'umidità e stirarli. Avrai bisogno del prodotto di cheratina, shampoo normale, asciugacapelli e una piastra di ceramica.

Passi per fare il trattamento di cheratina brasiliana casalingo

- Compra un prodotto per il trattamento di cheratina brasiliana che non abbia formaldeide e che serva per stirare i capelli. È poco probabile che trovi questo prodotto da un parruchhiere locale. Al suo posto, puoi provare a trovarli su siti online specializzati. Alcune delle marche più popolari sono Brazilian Blowout e Teixeira Marcia.
- Prima lava i tuoi capelli con uno shampoo per eliminare qualsiasi residuo dell'ambiente o prodotti cosmetici che tu hai applicato sui capelli.
- Prova il prodotto su una ciocca non grande di capelli seguendo le istruzioni fornite dalla confezione del prodotto. Se trovi qualche effetto collaterale quando provi il prodotto, smetti di utilizzarlo immediatamente e sciacqua i capelli.
- Dividi i tuoi capelli in ciocche o sezioni orizzontali. Quanti più capelli tu abbia, di più ciocche avrai bisogno . Non provare a semplificare il procedimento prendendo ciocche troppo grandi. Puoi utilizzare un fermacapelli o una pinza per reggere ogni sezione dei capelli, lasciando sciolta la parte su cui lavorerai.

- Applica il trattamento di cheratina brasiliana sui tuoi capelli partendo dalla ciocca più vicina al tuo collo. Comincia dalle radici, e vai verso le punte. Utilizza un pettine dai denti sottili per distribuire uniformemente il prodotto dalle radici alle punte.
- Lascia che il trattamento agisca durante circa dai 15 a 20 minuti prima di asciugarlo a una alta temperatura per fissare la cheratina. Spazzola man mano che asciughi per assicurarti che si asciughi liscio.
- Dividi i capelli di nuovo come all'inizio del trattamento.
- Utilizza una piastra per capelli di ceramica nella modalità più calda e passala per le ciocche sottili dei capelli. Comincia di nuovo per la parte più vicina al tuo collo.
- Non lavarti i capelli fino a che non siano passate almeno 48 ore dopo la stiratura. Quanto più tempo si lasci il trattamento, tanto più sarà efficace.

Benefici della cheratina

La funzione della cheratina in realtà non è quella di lisciare i capelli. Il suo obiettivo principale è quello di riempire il capello di proteine naturali che già esistono nei capelli in modo che li aiuti a ripararsi. Questa riparazione intensiva si manifesta in una morbidezza e brillantezza spettacolari. Quando si ottiene uno stato migliore dei capelli, questi diventano più maneggiabili e, in caso di capelli ricci, questi diventano morbidi perciò danno quella sensazione di stiratura. A differenza dei risultati con la stiratura giapponese, questo trattamento non è permanente e i risultati non sono così rigidi.

Teorie e speculazioni sulla cheratina

Gli esperti in salute credono che questi trattamenti vogliano lisciare il capello attraverso la cheratina invece che con prodotti chimici nocivi, ma non è probabile che ci riesca dato che, come abbiamo spiegato, la cheratina non liscia il capello. La formaldeide o i suoi derivati sono ciò che permettono al capello di cambiare forma.

Considerazioni sul trattamento casalingo

In genere, realizzare il trattamento di cheratina a casa non richiede l'uso di guanti, maschera o ventilazione. Nonostante ciò, si consiglia di leggere le istruzioni scritte sulla confezione del prodotto casomai ci fosse qualche avviso da seguire.

1.7 Danni del trattamento di cheratina

L´uso di formaldeide nei trattamenti di cheratina ha fatto saltare l´allarme contemporaneamente dei clienti, degli hair stylist e degli esperti della salute. In una concentrazione più bassa (sotto quella raccomandata dello 0,2 per cento) è completamente sicura. Le concentrazioni che sono 10 o 20 volte superiori sono dannose e spesso, frequenti. Le conseguenze di stare esposti a così alte quantità hanno fatto sì che alcuni clienti provassero disturbi e danni al cuoio capelluto e al capello dovuti al trattamento di cheratina con formaldeide.

Consigli durante il procedimento

I saloni di bellezza devono realizzare i trattamenti di cheratina in aree ben ventilate o all´aria aperta. Anche le maschere sono raccomandate, ma non sempre si rispettano. La formaldeide e i suoi derivati (che si trovano nella maggior parte dei trattamenti di cheratina efficaci) liberano vapori forti.

Teorie e speculazioni sul trattamento di cheratina

Gli esperti in salute dicono che che nonostante i trattamenti dicono di essere basati nella cheratina, si comprende anche la formaldeide, che è ciò che raddrizza i capelli. La cheratina manca della capacità di rompere i legami disolfuro nei capelli, che è ciò di cui si ha bisogno per cambiare la forma del capello durante mesi.

Avvertimenti circa gli occhi

La formaldeide e i suoi derivati emettono un gas nocivo che può bruciare e come risultato, si nota un bruciore o prurito negli occhi di durata molto breve. Molte donne si sono lamentate di questi sintomi durante il processo, ma non esistono danni a lungo termine o permanenti che siano stati scoperti.

Le allergie e la formaldeide

L´applicazione di cheratina con formaldeide può aggravare le allergie. Uno studio di persone con allergie ha dimostrato che possono essere più sensibili agli effetti della formaldeide inalata ad alte concentrazioni. È possibile che scateni perfino attacchi di asma.

Pelle e il capello

La pelle assorbe la formaldeide con abbastanza rapidità. L'irritazione della pelle sul cuoio capelluto può apparire, nonostante gli hair stylist si incarichino di mantenere i prodotti chimici lontano da questa. Alcuni clienti assicurano che è accaduto loro lo staccamento delle radici e la rottura del capello, cosa che è probabile con qualsiasi trattamento chimico. Nonostante tutti questi piccoli avvertimenti, il trattamento di cheratina spesso si dice che sia un'alternativa sicura.

Rischio di cancro per l'applicazione di cheratina con formaldeide (formaldeide):

Uno studio di laboratorio che è stato realizzato nel 1980 su topi, ha dimostrato che l'esposizione alla formaldeide causa cancro nasale in topi, secondo l'Istituto Nazionale del Cancro. Altri studi hanno rivelato un maggior rischio di cancro delle vie respiratorie in persone che stanno troppo esposte alla tossina. I clienti che ricevono il Trattamenti di cheratina con formaldeide ogni poche settimane e hair stylist che la utilizzano quotidianamente in negozio possono avere maggiori rischi di contrarre malattie.

1.8 Che cosa fare dopo il trattamento di cheratina

Dopo il trattamento con cheratina è molto importante prendere in considerazione alcuni consigli che ti aiuteranno a mantenere i risultati. Per questo ti consigliamo di seguire i seguenti passi. In questo modo, manterrai i capelli morbidi, lisci, maneggiabili e curati durante più tempo.

Di seguito ti spieghiamo cosa fare durante i primi 2 giorni dopo il trattamento di cheratina. È molto importante seguire questi passi e non saltarne nessuno.

- Devi portare i capelli sciolti tutto il tempo. Non li raccogliere con code, chignon né altri tipi di raccolti. Pensa che stai provando a ottenere che il capello rimanga liscio, se applichi pressione, rimarrà il segno dell'elastico che sostiene i capelli.

- Utilizza un asciugacapelli o piastra se ne hai bisogno. Se vedi che a causa dell'umidità o di qualsiasi altro fattore i tuoi capelli prendono una forma che non dovrebbero, non avere paura di tornare a utilizzare la piastra per aiutare a mantenerlo la forma adeguata.
- Non lasciare che i tuoi capelli si bagnino. Se si bagna, l'umidità farà sì che torni a incresparsi, dato che la cheratina non avrà avuto tempo di fare il suo effetto.
- Se ne hai bisogno, usa un foulard di seta per mantenere i tuoi capelli lontani dal tuo viso. Questo materiale è leggero e non farà segni sui tuoi capelli
- Quando arriva il momento di lavare i capelli (passati almeno 2-3 giorni), utilizza uno shampoo senza cloruro di sodio dato che questo elemento può diminuire gli effetti della cheratina.

Che cosa non devi fare durante i primi 2 giorni dopo il trattamento di cheratina.

- È totalmente proibito lavarti i capelli durante almeno 2 giorni, meglio anche se sono 3.
- Non ti legare i capelli a nessun costo.
- Non utilizzare neanche pinze per sostenere i capelli né nastri.
- È meglio che non ti cimenti in nessuna attività che causi sudorazione. Vale a dire, non fare esercizio, giochi né attività fisiche. È meglio che non vada neanche al mare né prenda il sole. Qualsiasi goccia di sudore farà sì che i tuoi capelli prendano umidità e i risultati si vedano compromessi.
- Non ti mettere nemmeno i capelli dietro le orecchie. È molto probabile che questa sia una mania difficile da togliere ma pensa che sono solo 2 o 3 giorni.
- Non ti mettere gli occhiali (da vista o da sole) per mantenere i tuoi capelli all'indietro o sostenuto per evitare che ti venga in faccia.

1.9 Come aggiungere cheratina ai Capelli

I capelli si compongono quasi interamente di cheratina: una proteina dura, fibrosa che compone anche le unghie e lo strato superiore della pelle. Purtroppo, la struttura della proteina del capello può danneggiarsi con procedimenti chimici, come la permanente e la tinta. Anche i fattori ambientali come il sole, il vento e l'acqua con cloro possono indebolire e danneggiare la struttura della proteina del capello chiamata cheratina.

i balsami aiutano la ricostruzione del capello in modo temporaneo e fortificano i capelli, riparando i danni della cuticola e rafforzando la struttura della cheratina. Aggiungere cheratina è facile come utilizzare balsami per trattamenti speciali di proteine. Qui di seguito ti offriamo una lista di consigli e passi perché tu impari ad applicare la cheratina.

Prodotti di cui avrai bisogno:

- Shampoo a base di proteine
- Balsamo ricostruttore di proteine
- Cuffia della doccia
- Asciugacapelli a cappuccio (come quelli dei parrucchieri)
- Balsamo idratante
- Un'asciugamano
- Balsamo senza risciacquo (preferibilmente a spray)
- Un pettine

Passi per applicare la cheratina ai capelli:

- Sciacqua i capelli con acqua tiepida per due o tre minuti per eliminare la sporcizia e i resti.
- Applicare uno shampoo a base di proteine di cheratina sui capelli e far fare schiuma. Sciacqua bene lo shampoo dai capelli. Se i tuoi capelli sono molto sporchi, ripeti il processo.
- Applica un ricostruttore di cheratina per i capelli. Concentra l'attenzione sul trattamento delle punte.
- Metti una cuffia da doccia di plastica sulla testa.

- Lascia agire il ricostruttore di proteine sotto il calore di un asciugacapelli a cappuccio.
- Segui le istruzioni per l'applicazione del prodotto ricostruttore di cheratina che hai scelto per determinare quanto tempo deve rimanere il trattamento sui tuoi capelli.
- Ritira la cuffia di plastica e sciacqua il ricostruttore della proteina del capello a fondo con acqua fredda.
- Applica un balsamo idratante per i capelli. Lascialo agire e se è necessario, puoi anche potenziare il suo effetto mettendoti di nuovo sotto l'asciugacapelli a cappuccio.
- Sciacqua bene il balsamo dai tuoi capelli con acqua fredda.
- Utilizza l'asciugamano per asciugare i capelli, facendo attenzione a non strofinare eccessivamente.
- Separa i capelli con le dita e utilizza il balsamo a spray. Con attenzione, inizia a districare i capelli con le dita. Termina districando i capelli con un pettine.
- Asciuga i capelli all'aria.

1.10 Consigli sulla cheratina

La cheratina è una proteina molto forte che si produce in modo naturale in molti mammiferi. Negli esseri umani, la cheratina si trova nei capelli, le unghie e la pelle. I cheratinociti sono tipi di cellule sulla pelle che sono vitali per mantenerla sana. Le cellule di cheratina sono spinte in superficie formando uno strato protettore e dopo, muoiono e si convertono in ciò che chiamiamo pelle morta. La perdita della cheratina è una parte importante del processo di invecchiamento e uno dei segni visibili dell'invecchiamento.

Prodotti di Cheratina

Oggigiorno, la cheratina colloquialmente si associa ai capelli. Ci sono molti prodotti di cheratina sul mercato, dai prodotti liscianti, shampoo, balsami perfino trattamenti chimici che promettono di farti ottenere dei capelli setosi e morbidi per mesi. Molti saloni di bellezza offrono trattamenti di cheratina e sono utilizzati dalle donne con i capelli così ricci che risulta difficile gestirli.

Prima di realizzarti qualsiasi trattamento chimico di cheratina, domanda al tuo parrucchiere la risposta degli altri clienti allo stesso. Chiedi di vedere gli ingredienti del trattamento. Alcuni trattamenti contengono sostanze chimiche nocive come la formaldeide. Dall'altra parte, la maggior parte dei prodotti di bellezza che contengono cheratina utilizzano la parola cheratina con fini commerciali o di marketing. In genere, il processo d'estrazione della cheratina fa sì che questa non sia attiva, cosa che significa che non ha nessun effetto su di te una volta che è nel prodotto.

Consigli per la cheratina

Quando si parla della cheratina, si sta in realtà parlando dell'apparenza sana dei capelli, delle unghie e della pelle. Anche se non si può impedire che la cheratina si stacchi da sola (i capelli cadono in modo naturale, allo stesso modo che la pelle, nonostante ciò si possono ottenere pelle, unghie e capelli con un aspetto sano. Sarà necessario che utilizzi prodotti idratanti con regolarità. Questa è la chiave per rallentare il processo d'invecchiamento.

Quando la pelle, i capelli e le unghie sono secchi, si rompono più facilmente e hanno bordi con un'apparenza sgradevole. L'uso di lozioni e crema idrante del viso quotidiano, mangiare gelatina e l'applicazione di olio delle unghie sono modi per mantenere l'umidità. Molte donne hanno i capelli, un modo di aiutare a mantenere i capelli sani è applicare regolarmente i trattamenti di idratazione profonda, che sono economici e sono disponibili in qualsiasi farmacia o centro commerciale. Se vuoi avere dei capelli, pelle o unghie sani, inizia a tenerli idratati.

1.11 Eliminare le extension di cheratina

Prima di sapere come eliminare le extension di cheratina, avrai bisogno di sapere come te le hanno messe. Le extension di cheratina si applicano ai capelli utilizzando un metodo di fusione grazie al quale si fonde la cheratina e la colla attraverso una dose di calore.

Eliminare extension di cheratina

Prima prendi una ciocca di capelli che abbia una extension di capelli di cheratina e fai girare la cheratina molle intorno a questo. Fallo delicatamente con le dita. Questo è un metodo molto efficace per togliere le extension sui capelli naturali.

Anche se può sembrare che l'eliminazione della colla dai tuoi capelli possa essere difficile, è vero invece che eliminare le extension di cheratina è in realtà un processo relativamente semplice. Devi solo seguire tutte le istruzioni e seguire passo a passo i consigli. In questo modo tutto andrà liscio come la seta. Se le extension sono state applicate in modo corretto, o i tuoi capelli hanno cominciato a crescere fuori di queste, non ti preoccupare, sarà ancora più semplice togliere con successo le extension.

Elementi di cui avrai bisogno per togliere le extension

- L'acetone (è il prodotto tipico per togliere lo smalto dalle unghie, sicuramente ce l'hai già in casa e non dovrai uscire a comprarlo.)
- Delle pinze rigide per afferrare la colla e le extension.
- Un pettine sottile per eliminare i resti di colla che possono rimanere e districare i nodi.

Istruzioni per eliminare le extension:

- In primo luogo, rovescia delle gocce di acetone direttamente sull'unione della cheratina con i capelli. Considera che questo punto di unione deve essere completamente asciutto prima di provare a estrarla pertanto deve passare del tempo con le extension nei capelli. Prova per quanto sia possibile che l'acetone non tocchi il cuoio capelluto o i capelli. Sappiamo che è difficile che tocchi i capelli provaci almeno. Evitare che tocchi il cuoio capelluto è più facile.
- Se ne hai bisogno, utilizza le pinze per estrarre le extension. La combinazione dell'acetone con la pressione esercitata dalle pinze farà sí che si rompa la cheratina e che tu possa estrarre l'extension.
- Una volta allentato il nodo o unione dei capelli, puoi con le tue proprie dita, lentamente, tirare l'extension verso fuori, in direzione contraria a quella del tuo capello naturale.
- Una volta che tu abbia realizzato questi compiti con tutte le extension, utilizza il pettine per passarlo per tutti i capelli con l'intenzione di eliminare i resti di pezzi di colla.

1.12 Rimedio della cheratina per la psoriasi

La psoriasi è una malattia della pelle in cui le cellule del corpo della pelle crescono troppo rapidamente. Ciò succede perché le cellule nuove crescono più rapidamente dello strato di cellule morte della pelle che cadono, cosa che fa sì che sulla pelle appaiano macchie di color rosso e con una gamma di colori argentati sulla parte superiore della macchia stessa. Quando la psoriasi è presente, la pelle diventa anche molto spessa, perché nonostante il fatto che ci sia una iperproduzione di cellule della pelle, le cellule non maturano con la quantità di cheratina adeguada. La cheratina è una proteina che è normalmente presente sul tessuto, ma si può vedere seriamente colpita quando si infiamma con la psoriasi.

Erbe

Puoi ottenere sollievo dal prurito e dall'irritazione della psoriasi usando vari oli essenziali, compresi camomilla, bergamotto, lavanda, neroli e rosa. Puoi anche stimolare che la pelle morta causata dalla psoriasi si stacchi sfregandola con farina di avena inumidita. È più sottile della farina d'avena, perciò il risultato sarà migliore.

Puoi anche applicarti una pomata, crema alla calendula o trifoglio rosso, che aiuterà a ridurre l'infiammazione e l'arrossamento delle parti del corpo colpite. A volte, la psoriasi può essere scatenata dallo stress estremo. Se questo è il caso, bevi tè fatto con rilassanti leggeri come camomilla, la lavanda e il balsamo di limone per restaurare l'equilibrio naturale del tuo corpo.

Altri rimedi casalinghi per la psoriasi

Esistono altre infusioni e creme di prodotti naturali per aiutare gli effetti della psoriasi. L'olio di germe di grano mischiato con olio di ricino e olio d'oliva si utilizza strofinandolo sulle zone colpite. Il miscuglio aiuta ad ammorbidire e a eliminare la pelle morta. Anche un miscuglio di origano di calendula e olio di oliva può aiutare a ridurre e probabilmente a eliminare i sintomi della psoriasi, almeno temporaneamente.

Anche l'applicazione dei semi secchi di bardana e fiori secchi di camomilla sulle zone colpite possono dar sollievo alla pelle. Anche se i rimedi casalinghi sono buoni e possono migliorare la condizione della psoriasi per un lungo periodo, è molto difficile trattare la psoriasi nel suo insieme e in modo permanente con rimedi casalinghi. Se hai la psoriasi, consulta un professionista della salute che possa darti migliori strategie per lottare contro questa malattia.

Altre strategie contro la psoriasi

Puoi ridurre gli effetti della psoriasi, cambiando parte del tuo stile di vita. Per esempio, assicurati di esporti al sole ogni giorno. Non devi esporti a quantità dannose di sole. Prova a limitare l'esposizione diretta al sole e durante periodi di meno di 15 minuti. Evita il sole o limita l'esposizione dalle 10 a.m. fino alle 2 p.m., che è quando il sole sta nel suo punto più caldo.

Devi anche idratatre la pelle con regolarità lavarla solo il giusto. I saponi tendono a seccare la pelle, cosa che aggrava la situazione. Inoltre, quando ti asciughi il corpo, elimina l'umidità invece di strofinare, per non irritare di più la pelle.

1.13 Alimenti che contengono cheratina

La cheratina è una proteina forte e insolubile si trova principalmente nella pelle, i capelli e le unghie e aiuta a proteggere queste parti del corpo dai fattori ambientali nocivi. La cheratina è prodotta da amminoacidi. Le migliori fonti per il consumo di cheratina sono alimenti ricchi di proteine. Una mancanza di cheratina fa sì che i capelli crescano più lentamente e sono causa del fatto che i capelli già esistenti possano essere deboli (anche le unghie diventano più deboli e scolorite).

Alimenti ricchi di cheratina

Esistono alcuni alimenti che sono ricchi di cheratina e che possono aiutare a migliorare l'aspetto dei capelli, le unghie e tutte quelle parti del nostro corpo che contengono loro stesse cheratina.

Frutta e verdure con cheratina

La vitamina C aiuta ad assorbire le proteine di origine vegetale nel corpo, che sono elementi basici per la cheratina. Gli agrumi come arance e limoni, i peperoni e i cavoletti di Bruxelles sono esempi di frutta e verdura con alto contenuto di vitamina C che possono aumentare lo sviluppo della cheratina.

La vitamina B7 o biotina, gioca un ruolo importate nelle proteine che metabolizzano le basi della cheratina. Si devono mangiare verdure come il cavolfiore, i broccoli e la cipolla, dato che contengono vitamina B7 e possono migliorare le proprietà della cheratina nel corpo. Anche i cereali integrali sono una buona fonte di alimenti che promuovono la generazione di cheratina nel corpo.

I cibi ricchi di proteine sono importanti perché assistono nella produzione della proteina cheratina. Mangia carni magre, i reni e il fegato degli animali, volatili da cortile e pesce per aiutare a costruire la proteina cheratina nel corpo. Evita di mangiare carni rosse grasse. I latticini poveri di grassi hanno amminoacidi essenziali che stimolano la produzione di cheratina, pertanto si devono consumare alimenti come il latte con poco grasso, formaggio e yogurt per uno sviluppo maggiore della cheratina.

Altre fonti alimentari di cheratina

Alcune vitamine e minerali aiutano la produzione e la struttura di cheratina. Lo zolfo, per esempio, ha un´alta concentrazione di cheratina, pertanto gli alimenti che contengono zolfo, come uova, fagioli secchi, il cavolo nero e la soia possono svolgere un ruolo importante nello sviluppo della cheratina. Altre fonti ricche di proteine non derivate della carne possono anche aumentare la produzione di cheratina (comprese fave, le mandorle e le noci). Un altro alimento che contiene cheratina è la gelatina, che proviene dal collagene nelle ossa e zoccoli di animali e si può aggiungere alla forza di cellule di cheratina. La gelatina si può trovare in alcuni yogurt, cereali gelati, insalate di frutta e marmellate di frutta.

Mantenere una dieta ricca di proteine

La proteina fornisce gli amminoacidi necessari per i cheratinociti per produrre cheratina. Per il bene della tua salute cardiovascolare, evita o riduci i grassi e carni rosse. Mangia carni magre, pesce, yogurt e latticini poveri di grassi per infondere al tuo corpo gli amminoacidi essenziali che stimolano la produzione di cheratina e migliorano la pelle, i capelli e le unghie.

Consuma alimenti ricchi di ferro. Il ferro aiuta i globuli rossi a trasportare l'ossigeno ai bulbi piliferi, così come agli altri tessuti che traggono benefici dal ferro. La proteina animale fornisce ferro che è assorbita facilmente dal corpo. Le proteine di origine animale ricche di ferro sono il tacchino, anatra, pollo, maiale, calamari, uova, carne di bestiame magro e agnello. Gli alimenti vegetali che contengono proteina ricca di ferro sono i fagioli, fagioli di occhio nero, soia, formaggio di soia e le lenticchie.

Mangia alimenti con molta vitamina C. La vitamina C migliora l'assorbimento del ferro di base vegetariana, quindi consuma alimenti con vitamina C mentre consumi proteina di origine vegetale. Gli alimenti ricchi di vitamina C sono i broccoli, i cavoletti di Bruxelles, cavolo nero, peperoni, guaiava, papaya, pompelmo, arance, ananas, fragole e limoni.

Aumenta l'assunzione di vitamine del gruppo B. Le vitamine del gruppo B migliorano la creazione di globuli rossi, che a loro volta trasportano sostanze nutritive e ossigeno al cuoio capelluto, i follicoli e i capelli. Gli alimenti con vitamina B-6 e B-12 sono il salmone selvaggio, trota, frutti di mare, patate bianche con buccia, le banane, le lenticchie, ceci, cereali integrali, carne magra, petto di pollo e lombata di maiale.

Consumare alimenti con zinco, come le ostriche, granchio, lombata di maiale, tacchino, vitello, pollo, burro di arachidi, germi di grano e ceci. Lo zinco facilita la crescita e la riparazione dei capelli e dei tessuti e aiuta a mantenere le ghiandole sebacee che circondao i bulbi piliferi.

Non c'è da aspettare risultati immediati. Il cibo che mangia ora riguarda la crescita di nuova cheratina. Tarderai dai 6 ai 12 mesi perché i capelli mostrino risultati.

L'aumento della cheratina aiuterà a fortificare i capelli, ma non va a colpire l'assottigliamento dei capelli dovuto alla calvizie di tipo maschile.

Evita i trattamenti di cheratina per i capelli che contengono più di un 2 per cento di formaldeide.

1.14 Domande frequenti sul Trattamento di Cheratina

Qui di seguito ti offriamo una lista di domande frequenti più realizzate dai nostri utenti. Speriamo che risolvano tutti i tuoi dubbi circa i diversi trattamenti di stiratura permanente e stiratura definitiva.

Devo tagliarmi i capelli prima del trattamento?

Se vuoi puoi tagliarti le punte non uguali ma non è conveniente che li tagli scalati prima del trattamento di cheratina.

Posso lavarmi i capelli dopo il trattamento, e quando?

Devi aspettare tra le 24 e le 48 ore per lavarti i capelli dopo il trattamento di cheratina.

Che tipo di shampoo o balsamo devo usare?

Esistono shampoo speciali per capelli trattati con cheratina. Puoi chiedere al tuo parrucchiere di fiducia circa lo shampoo che più ti conviene. Lo shampoo che scegli e il balsamo non devono contenere cloruro di sodio.

Cosa devo fare se i miei capelli si bagnano durante i primi 1 o 2 giorni?

Asciugare i capelli il più velocemente possibile.

Posso andare in piscina o al mare dopo il trattamento?

Aspetta almeno una settimana. Umidisci i capelli e applica il balsamo prima di nuotare, e dopo sciacquali bene.

Posso farmi una coda di cavallo o portare i capelli raccolti?

Meglio che non utilizzi niente che possa costringere o stringere. I cerchietti o le fasce per la testa sono accettabili.

Posso usare lo spray per i capelli, gel, mousse, schiuma o qualsiasi altro prodotto sui capelli durante i primi due giorni?

Puoi usare qualche tipo di olio leggero se è necessario. Dopo lo shampoo puoi utilizzare prodotti da salone di bellezza.

Posso tingermi i capelli prima di fare il trattamento?

Sì. Se si fa lo stesso giorno non utilizzare balsami dopo lo shampoo di colore.

Posso tingermi i capelli dopo il trattamento?

Aspetta due settimane dopo il trattamento con cheratina prima di applicare qualsiasi colore. Utilizza un trattamento di colore senza ammoniaca.

Posso applicare cloro ai miei capelli dopo il trattamento di cheratina?

No, non si applica cloro ai capelli trattati con cheratina. Il cloro si potrà applicare sulle ricrescite solamente.

Si può fare il trattamento sui capelli previamente trattati chimicamente?

Sì. Puoi fare il trattamento sul qualsiasi capello trattato chimicamente.

Si può fare il trattamento sulla stiratura giapponese o termica?

Sì. Puoi fare il trattamento su qualsiasi tipo di trattamento.

Questo è un trattamento rilassante?

No. È un trattamento di ricondizionamento fatto da cheratina, estratti di piante e il collagene per sigillare i capelli.

Si può fare il trattamento sui capelli naturali?

Sì, ma non durerà a meno che non siano stati trattati in precedenza o tinti.

Si può fare il trattamento su bambini? In caso affermativo, di quale età?

Sì. Lo consigliamo per bambini che abbiano almeno 12 anni.

Quanto tempo durerà il trattamento sui capelli?

Dipende dal tipo di riccio e dalla forza del trattamento. Il risultato comincia a sparire prima sui capelli naturali, e poco a poco tutti i capelli si trasformano. Il trattamento di cheratina elimina il frizz.

Posso ripetere il trattamento solo per certe parti o devo realizzare di nuovo il trattamento su tutta la testa?

Dovrai farlo di nuovo su tutta la testa.

2. Tipi di Cheratina

I trattamenti di cheratina sono un grande richiamo per quelle persone che vogliono stirare dei capelli molto ricci e che si comportano in modo incontrollabile. Questo tipo di trattamento può durare fino ai 6 mesi anche se dipende dal tipo di cheratina e dal capello. Sottoporti a una sessione di cheratina ti offrirà la possibilità di pettinare i tuoi capelli facilmente mentre cambi il look.

Trattamenti di cheratina con formaldeide

Molti saloni di bellezza offrono questo procedimento come un´alternativa naturale ai balsami chimici, dato che non contiene candeggina o molte delle altre sostanze chimiche che si trovano solitamente nei prodotti liscianti. Tuttavia, non è sempre vero che i trattamenti di cheratina siano 100% naturali, perciò è importante fare una ricerca al rispetto. Molti dei trattamenti contengono formaldeide, una sostanza chimica relativamente pericolosa e che non è consigliabile secondo molti sistemi sanitari.

Prima di realizzarti un trattamento di cheratina con formaldeide è consigliabile che t´informi di tutti i pro e contro, possibili rischi per la salute e i vantaggi.

Quando i trattamenti di cheratina con formaldeide si applicano, i gas liberati possono causare danno non solo per il cliente, ma anche per il parrucchiere e le persone intorno, secondo la Dott.ssa. Ellen Marmur, dermatologa nel Centro Medico Mount Sinai a New York durante un´intervista del 2007 su The Early Show. Inoltre, la persona che riceve il trattamento può essere a rischio di soffrire danni durante i mesi dopo il trattamento, quando il prodotto chimico si scompone, ha segnalato. Le autorità del Brasile, dove questo trattamento ha originato la polemica, hanno attribuito una morte relazionata a questo procedimento, secondo il rapporto The Early Show.

Trattamenti di cheratina senza formaldeide

I trattamenti di cheratina senza formaldeide promettono un risultato molto più delicato e senza agenti chimici. Ottieni una stiratura per i capelli altrettanto bella. In questo procedimento si utilizzano due tipi di cheratina, la cheratina dei capelli umani e lacheratina botanica. L´idea è che le molecole di cheratina umane penetrino nella cuticola del capello, mentre la cheratina botanica forma uno strato di molecole sulla cuticola. In questo modo il capello si satura con la cheratina dentro e fuori. Questi trattamenti si applicano allo stesso modo dei trattamenti che contengono formaldeide, tranne il caso in cui l´hair stylist non debba utilizzare una maschera.

Altri trattamenti

Le varietà dei tipi di cheratina sono abbastanza impressionanti. Oltre a una prima classificazione che divide i trattamenti tra quelli che contengono prodotti chimici (formaldeide) e quelli che no, troviamo altre classificazioni con le quali si può nominare il trattamento.

- La cheratina idrolizzata
- cheratina liquida
- cheratina di ciccolato
- Nanocheratina

Sono molto popolari anche trattamenti di cheratina casalinghi.

2.1 Cheratina liquida

La cheratina liquida è un´alternativa ai trattamenti casalinghi di stiratura, anche se è vero che è un po´più cara.

Consiste in una frazione di proteina purificata e isolata. Queste proteine hanno pesi molecolari diversi che permettono la formazione di pellicole coerenti sulla superficie della cuticola e che penetrano nella corteccia.

En definitiva, ayuda a reparar el cabello, a darle cuerpo, brillo y manejabilidad.

Propiedades de la keratina líquida

A continuación enumeramos algunas de las propiedades de este tratamiento:

La queratina líquida es un tratamiento revolucionario y patentado que consigue que el pelo rizado y muy rizado se vuelva lacio y manejable. I capelli ribelli trattati con la proteina di cheratina diventano naturali e dura fino a un massimo di 30-60 giorni, con una sola applicazione.

- In studi indipendenti di diversi laboratori clinici, i capelli trattati con cheratina liquida dura di più, è più morbido, brillante e ha un 100% meno di frizz.
- Nutre e rimpiazza il capello danneggiato o rotto così come le punte aperte.
- A differenza di altri trattamenti di bellezza, la cheratina non contiene ingredienti chimici o dannosi come la formaldeide (è il caso della stiratura giapponese.
- È un trattamento con spray dai risultati sorprendenti. Ottieni capelli più morbidi, più forti, più sani e capelli con più volume all´istante.
- È un trattamento rapido e facile da pettinare.
- Ti offre l´opportunità nuova di mantenere dei ricci sensuali e morbidi. Dei capelli lisci ccon facilità e senza frizz. Dei capelli perfetti in solo pochi minuti!

Quali marche di cheratina liquida esistono?

Sul mercato esistono diverse marche di cheratina liquida e tutte queste possono essere una buona opzione. Alcune delle marche più popolari sono Stylus di Deliplus, Anian o Nelly. Informati su quale sia la migliore per i tuoi capelli prima di comprare un prodotto che possa danneggiarli. Puoi consultarti con il tuo parrucchiere di fiducia e con qualsiasi persona che tu conosca che l'abbia provata perché possa raccontarti la tua esperienza. In genere l'opinione di un'amica normalmente é la migliore opzione.

Cheratina liquida per l'alopecia

Anche se la cheratina non è un trattamento che si usa comunemente come strumento per fermare la caduta dei capelli, molte persone affermano che da quando la usano, notano una perdita minore dei capelli. Bisogna considerare che la cheratina non agisce sulla radice del capello lo ripara semplicemente. La sensazione di caduta dei capelli è minore e si deve al fatto che, prima dell'utilizzo della cheratina si perdevano capelli per la caduta naturale e anche per la rottura dei capelli in cattivo stato. La cheratina ripara i capelli e li rende più forti perciò non si rompono più e pertanto, queste parti di capelli rotti non arrivano mai a cadere. Perciò la sensazione di minor perdita dei capelli è reale.

Trattamento di cheratina liquida

Il trattamento di cheratina liquida è un sistema basato su un metodo utilizzato in Brasile chiamato Spazzola progressiva. Il processo utilizza prodotti chimici per rompere i legami disulfuro nel capello per ottenere risultati più duraturi e si pensa che questi prodotti possano essere dannosi. La cheratina liquida, affermano che sia completamente sicura.

La cheratina è la proteina naturale del capello ed è ciò che compone il 90 per cento della radice.

Sistema di cheratina liquida

Il sistema di cheratina liquida consiste in un trattamento di aerosol, shampoo, balsamo e balsamo senza risciacquo. Con tutto questo, ti assicuri di mantenere i capelli lisci fino a 30 giorni.

Origine della cheratina liquida

La cheratina è liquido purificato della proteina isolata di lana pura della Nuova Zelanda. Penetra nella corteccia del capello e ritiene l'umidità, dà protezione e brillantezza al capello.

Il procedimento

Il trattamento di cheratina liquida è una versione meno forte del lungo processo dei saloni di bellezza di stiratura con cheratina, ma funziona con gli stessi principi. Bisogna lavare e asciugare i capelli, applicare la cheratina, lasciar riposare per 30 minuti, eliminare l'umidità con l'asciugacapelli e uilizzare una piastra di 450 gradi e piatta per stirare i capelli ciocca a ciocca.

Controversia

C'è un grande dibattito nei mezzi di comunicazione, su Internet e tra i professionisti della salute e della bellezza circa la sicurezza e l'integrità di raddrizzare il capello con procedimenti di cheratina. Ciò è dovuto all'uso di formaldeide. La cheratina liquida contiene ingredienti derivati dalla formaldeide.

Prodotti simili

La cheratina idrolizzata liquida si può comprare per l'idratazione e la messa in piega dei capelli. Anche la soluzione di color marrone- giallo viene dalla lana tosata e ha un odore molto caratteristico.

2.2 Trattamento di Cheratina cioccolato

Il trattamento di cheratina cioccolato è una terapia di recupero capillare molto relazionata alla stiratura brasiliana di cheratina.

La sua composizione basica è formata da vari ingredienti, nonostante ciò, quelli che otterranno questo cambio radicale nell'aspetto dei tuoi capelli sono:

- Cheratina: ripara il capello danneggiato
- Olio di cacao (cioccolato): Si incaricherà di dare ai tuoi capelli la lucentezza attesa.
- Argilla bianca: Riduce il frizz fino a un 80% e dà peso ai capelli.

Il processo della cheratina cioccolato si fa attraverso la successione di vari passi:

- In primo luogo si realizza una pulizia in profondità dei capelli. Si eliminano i residui e la sporcizia.
- Asciugatura dei capelli. Eliminazione del 95% dell'umidità.
- Applicazione della cheratina. Si devono aspettare almeno fino a 30 minuti con la cioccolato cheratina perché il trattamento faccia effetto.
- Asciugatura dei capelli ed evaporazione del prodotto.
- In seguito si stirano i capelli e in questo modo si ottiene la cauterizzazione.

La cheratina non si utilizza espressamente per stirare i capelli ma per eliminare il frizz e dare corpo ai capelli. Con questo trattamento otterrai grandi benefici come per esempio che i tuoi capelli lisci si ammorbidiscano rimanendo in questo modo ondulati, eliminando il volume e i capelli che escono. Se hai i capelli ondulati, rimarranno lisci.

La media di durata di questo trattamento è di un'ora e mezza ma dipendendo dalla quantità e dalla lunghezza del capello può durare da una fino a 3 ore. Anche il costo è soggetto a questi stessi fattori. Anche se a un primo sguardo può sembrare che semplicemente ti sei stirata i capelli non è così. Passate le 24 ore scoprirai, quando lavi i capelli che hai ottenuto molto di più. Dei capelli più vivi, sani e pieno di nutrienti.

2.3 Cheratina idrolizzata

La cheratina idrolizzata è una proteina che agisce ristrutturando i capelli e sistemando la fibra capillare. È molto simile al trattamento di cheratina liquida dato che dà ai capelli un aspetto morbido e sano.

A causa del fatto che la cheratina è già presente nella composizione del nostro capello e che si va perdendo a mano a mano viene castigata dal tempo e dall'ambiente, utilizzare un prodotto che ti permetta di rigenerare gli strati esterni dei tuoi capelli è sempre una buona opzione per recuperare la lucentezza naturale. La cheratina idrolizzata è un prodotto lisciante e cauterizzato che restituirà la vita ai tuoi capelli così come la lucentezza e la mobilità.

Il processo di ricostruzione con cheratina è della maggior qualità. Ricostruisce la fibra capillare idratando i capelli e lisciandoli.

Proprietà della cheratina idrolizzata

La cheratina idrolizzata idrata ampiamente i capelli e rigenera la base capillare. Questo si traduce in capelli sani, brillanti, morbidi e con un aspetto rinnovato.

Risultati della cheratina idrolizzata

Con solo un´applicazione di cheratina idrolizzata si può ridurre il volume del capello fino a un 80%. In questo modo sparirà l´increspamento e si otterranno capelli morbidi e setosi. La lucentezza che offre la cheratina idrolizzata è spettacolare.

Chi può utilizzare la cheratina idrolizzata?

È praticamente per tutti. Non importa se porti i capelli naturali o li hai tinti. Neanche le meches e i colpi di sole sono un problema, si può applicare su qualsiasi capello che sia stato trattato con prodotti chimici. Si deve solo tenere in considerazione che si devono avere dei capelli più o meno sani. Non importa che siano un po´danneggiati, l´uso della cheratina idrolizzata pretende precisamente di migliorare la salute del capello.

Quanto durano gli effetti della cheratina idrolizzata?

La stiratura dura tra i 3 e i quattro mesi dopo l´applicazione del prodotto ma può variare in funzione del tuo tipo di capello. Se ti piace il risultato del trattamento si può ripetere una volta concluso questo periodo.

Quanto costa la cheratina idrolizzata?

Se realizzi il trattamento a casa, una confezione di prodotto di cheratina idrolizzata sfiora circa i 40€, anche se il prezzo può variare in funzione del luogo dove viene comprata.

È necessario fare qualcosa in più dopo il trattamento?

Dopo essersi sottoposti al trattamento di cheratina idrolizzata non è necessario fare nient'altro. Non bisogna piastrare i capelli, né stirarli. Sarebbe conveniente non bagnare i capelli fino a 48-72ore dopo il trattamento.

2.4 Trattamento di cheratina con formaldeide

Derivati dal metodo di stiratura brasiliana conosciuta come Spazzola progressiva, i trattamenti di cheratina hanno generato discussioni nella comunità di salute e bellezza allo stesso modo. I trattamenti di cheratina contengono spesso formaldeide in una forma o in un'altra, cosa che può essere dannoso per i clienti e i parrucchieri con il trattamento.

Come funziona la formaldeide?

I trattamenti di cheratina si combinano ad alte temperature. La formaldeide e la cheratina si utilizzano per rompere i legami disolfuro nel capello, alterando così, la sua forma. La cheratina serve per sistemare i bordi rovinati dei capelli, e che lo strato della cuticola abbia maggior consistenza e lucentezza.

Legislazione sulla cheratina

L'industria dei cosmetici, con il parere degli esperti, raccomanda che non ci sia più dello 0.2 per cento di formaldeide negli ingredienti cosmetici per la sicurezza della pelle. La FDA non regola i trattamenti di cheratina e la formaldeide non appare come un ingrediente proibito.

Concentrazione

Mentre molti fabbricanti di trattamenti di cheratina aderiscono alla norma dello 0,2 per cento, alcuni prodotti contengono da 10 a 20 volte di più della formaldeide raccomandata. La formaldeide è stata classificata come cancerogena dal National Cancer Institute, i vapori della formaldeide sono tossici in caso di esposizione prolungata e frequente.

L'esposizione alla formaldeide

I trattamenti di cheratina durano circa due ore, dipendendo dalla lunghezza e dallo spessore dei capelli. Si raccomanda una buona ventilazione, anche se in realtà non è necessaria per proteggere i clienti già che questi si espongono solo durante questo tempo. Ai parrucchieri sì gli si raccomanda di proteggersi dai vapori di formaldeide, dato che la loro esposizione è prolungata ed è un gas nocivo.

Marketing

Molti trattamenti di cheratina che dicono essere liberi di formaldeide, sicuri y basati sulla cheratina contengono ancora formaldeide o suoi derivati chimici della stessa famiglia. Tra di loro si includono, l´ aldeide e il metanale.

2.5 Trattamento di cheratina senza formaldeide

I trattamenti senza formaldeide, a differenza dei loro omologhi che contengono formaldeide, sono trattamenti di cheratina che assomigliano più ai trattamenti intensi come il trattamento termico-attivo. La formula di cheratina lavora con un asciugacapelli molto potente per poter alterare temporaneamente la forma del capello.

I trattamenti di cheratina non rompono i legami chimici del capello dall´interno, ma al suo posto, coprono l´esterno del fusto con una forma liquida di cheratina che imita la proteina naturale e dominante del capello.

La cheratina senza formaldeide più comunemente chiamata Cheratina senza formaldeide delicata, ammorbidisce la cuticola del capello, eliminando fino a un 95 per cento di tutti i ricci. I saloni di bellezza che realizzano il processo dicono che la cheratina aderisce ai bordi della cuticola grezza, con cui ritiene l´umidità e dà lucentezza.

Avvertimenti sulla formaldeide

In accordo con il fabbricante di un prodotto che contiene cheratina con formaldeide, la formaldeide comprende elementi tali come quaternium-15, formalina, metanolo, metile aldeide, diazolidinyl imidiazolidinaurea, e ossimetilene, tra gli altri. Ai consumatori li si invita a verificare nel loro salone di bellezza e sulla confezione.

I trattamenti di cheratina senza formaldeide mantengono i capelli lisci durante settimane o mesi, a seconda della consistenza naturale dei capelli, il mantenimento e la durata dipende dal lavaggio. C´è bisogno di uno shampoo senza cloruro di sodio per aiutare a mantenere gli effetti del trattamento.

2.6 Nano Cheratina

Che cos´è la Nano cheratina?

La nano cheratina è un sistema capace di creare nano molecole di cheratina con un maggior potere. Questa tecnologia permette di riparare le fessure nei capelli in un modo più potente. Una molecola di nano cheratina corrisponde a una millesima parte di milione di una molecola di cheratina, vale a dire è lo 0,0000000001 di una molecola di cheratina.

Come funziona la Nano cheratina?

Il procedimento è molto facile da spiegare. Quando si applica la cheratina sui capelli, le nano molecole penetrano nelle fessure del capello formando dei depositi di cheratina che aiutano alla riparazione del capello stesso. Quando si applica calore su questi si fissa il procedimento ottenendo un miglior risultato. Si raccomanda di spazzolare i capelli dopo l´applicazione.

Passi dell´applicazione di Nano cheratina

Per applicare la nano cheratina è necassario seguire vari passi importanti:

- Lavare i capelli con uno shampoo normale per eliminare la sporcizia e possibili residui. Non si deve utilizzare il balsamo. Solo sciacquare i capelli dopo averli lavati.
- Asciugare i capelli solo quanto basta per togliere l´umidità.
- Dividere i capelli in 4 parti.
- Porre tra 3 e 5 ml di cheratina nel recipiente nano aspersorio. È un piccolo flacone che si pone nella macchina che fa evaporare la cheratina trasformandola in nano cheratina.

- Applicare la cheratina mentre spazzoliamo i capelli. È meglio applicarla dalla nuca. Farlo in modo lento e delicato.
- Una volta terminata l'applicazione, stirare tutti i capelli con una piastra per i capelli.
- Tornare a dividere i capelli in 4 parti.
- Aggiungere da 3 a 5 ml del fluido finalizzante nello stesso recipiente nano aspiratore e nebulizzare di nuovo sui capelli nello stesso modo.
- Una volta terminato il passaggio anteriore, non è necessario rilavare i capelli.

La nano cheratina è un nuovo sistema che aiuta il recupero capillare e che offre dei risultati sorprendenti. I suoi vantaggi sono innumerevoli nel mondo dell'estetica. Si tratta di una scoperta molto innovativa che ancora non c'è da molto sul mercato della bellezza ma che senza dubbio rappresenta un grande progresso. È estremamente efficace e semplice da realizzare.

La realizzazione di un trattamento di nano cheratina ti lascerà i capelli morbidi e setosi mentre ripara le fessure nel capello e le punte aperte. È particolarmente efficace nei casi in cui i capelli abbiano sofferto con tinte, decolorazioni, stirature e permanenti così come nei casi in cui siano stati danneggiati dagli agenti naturali (vento, pioggia, sole...)

I risultati si possono vedere praticamente nel momento, dopo aver realizzato l'applicazione del trattamento ed è per questo che sta diventando così popolare. Si tratta di un metodo rapido ma allo stesso tempo, efficace. È uno dei metodi più redditizi di recupero capillare.

Che cos'è la nano cheratinizzazione?
Il processo attraverso il quale si introducono nano molecole di cheratina all'interno delle crepe dei capelli. Serve per riparare il capello danneggiato.

Tipi di capelli che possono essere sottomessi al trattamento
È particolarmente efficace sui capelli danneggiati dalle tinte o da altri processi chimici.

Quanto tempo tarda il trattamento di Nano cheratina?
Circa 40 minuti.

Vantaggi della nano cheratina

Essendo un procedimento che si applica con nebulizzazione, permette una maggior introduzione della cheratina nelle fessure del capello. In questo modo, i capelli si recuperano più rapidamente e meglio. Essendo un processo umido, evita anche la secchezza nei capelli.

Durante quanto tempo durano i risultati

Una volta realizzato il trattamento, il capello si sarà sistemato definitivamente. Nonostante ciò, se continuiamo a sottoporlo all'azione di prodotti chimici o lo esponiamo troppo al sole, alla pioggia, ecc. questo tornerà a rovinarsi.

Si può applicare la nano cheratina in modo continuato

Assolutamente sì. Ma i risultati saranno più spettacolari nella prima sessione, che sarà probabilmente quella in cui avrai i capelli più rovinati. Tornare a realizzarti altre sessioni ti aiuterà a far sì che i capelli non si rovinino con gli agenti naturali come il sole o la pioggia.

Sono incinta, posso sottopormi al trattamento?

Sì, ma devi portare una mascherina per non inalare i vapori di cheratina. Si consiglia anche che la utilizzino i bambini che si sottopongano al processo.

Si può usare su persone con forfora o problemi capillari?

Sì, ma devi considerare che la nano cheratina non ti aiuterà con questi problemi dato che serve solo per riparare le fessure e rotture.

3. Tipi di stiratura

Uno dei benefici della cheratina è la quantità di tipi di stiratura per i capelli che si possono ottenere con questa. La scelta di un tipo di cheratina o un´altro può dare come risultato diverse stirature, da una stiratura definitiva fino a un´altra che duri solo pochi mesi.

Allo stesso modo il tipo di capello e la tecnica utilizzata, influiscono anche nella durata di una stiratura permanente. Scopri qual è quella che più ti conviene.

Le stirature più popolari sono la stiratura giapponese e la stiratura brasiliana, che inoltre si può fare a casa.

La stiratura giapponese, conosciuta anche come stiratura termale, rende i capelli totalmente dritti, ma allo stesso tempo brillanti e setosi. Riduce il frizz (increspamento) ed è particolarmente indicato per quelle persone con ricci ribelli che non si lasciano lisciare con la piastra. È per esempio, il caso dei ricci schiacciati. Il processo di stiratura giapponese richiede varie ore nelle quali si realizzano vari processi con calore così come processi chimici. È una delle stirature preferite dalle donne perché non rovina i capelli, non li secca né li danneggia. Una variante della stiratura giapponese è la stiratura bio ionic, che viene da Los Angeles e che è reversibile.

La stiratura brasiliana è una delle più praticate oggigiorno dato che la stiratura che offre è più naturale. Il suo prezzo, allo stesso modo che tutti i trattamenti di cheratina, varia a secondo della lunghezza dei capelli ma in genere è solita oscillare tra i 200 e i 300€. Richiede portare a termine dei piccoli consigli dopo la sua applicazione, come per esempio, non bagnare i capelli per 2-4 giorni dopo il trattamento. La stiratura brasiliana casalinga è un´opzione più economica per tutte quelle persone che non vogliono assumere il costo della stessa..

Tra le caratteristiche principali di tutti questi tipi di trattamento facciamo spiccare la possibilità di ottenere una stiratura permanente che può arrivare a durare fino a 4 mesi dipendendo dal tipo di cheratina utilizzata e dal capello.

3.1 Stiratura giapponese di cheratina

La stiratura giapponese è nata in Giappone intorno agli anni 90. Il processo è conosciuto anche come ricondizionamento termico, Magic liscio, stiratura Bio Ionic e Rebonding. Hanno cominciato a chiamarlo anche Sistema di Yuko, dopo che, nell´anno 1996 la stilista giapponese Yuko Yamashita, ha rivoluzionato il mercato creando un tipo di stiratura permanente. Anche se il processo è permanente, bisognerà fare ritocchi per le ricrescite.

Benefici della stiratura giapponese

Il suo maggior beneficio è il risultato: capelli lisci, brillanti e setosi. Questo processo riduce il tempo e lo sforzo di stirare i tuoi capelli con una piastra tutti i giorni.

La stiratura giapponese riduce il ¨frizz¨ ed è particolarmente utile per le donne che hanno ricci a boccoli o ribelli che non rispondono bene a una piastra per stirare i capelli. Nonostante il processo richieda varie ore di trattamenti termici e chimici, la maggior parte delle donne assicura che i capelli sembrano piú sani dopo il trattamento, né secco né danneggiato.

Dove mi posso fare una stiratura giapponese?

È importante che studi le tue opzioni prima di sottoporti a un trattamento per i capelli di stiratura giapponese. Scegliere un centro d´estetica che utilizzi i migliori prodotti sul mercato, é essenziale. I migliori prodotti per la stiratura giapponese si fabbricano, ovviamente, in Giappone.

Inoltre, devi indagare circa la qualità del personale che si occupa di realizzarti il trattamento. È importante che abbia esperienza nel procedimento. Chiedi di vedere il prima e il dopo delle foto del suo lavoro.

I miei capelli sono adatti alla stiratura giapponese?

Scopri se il trattamento è sicuro per il tuo tipo di capelli. La stiratura giapponese di cheratina non è consigliata per i capelli africani delicati, i capelli molto trattati, molto tinti, danneggiati, o i capelli che cadono con molta frequenza. Consulta il tecnico per valutare se è sicuro stirare i tuoi capelli. Assicurati di informare con onestà tutti i trattamenti precedenti che ti sei fatto ai capelli. Se hai qualche domanda sulla sicurezza, si può fare una prova su una ciocca per garantire che il prodotto sia sicuro per i tuoi capelli.

Quanto dura la stiratura giapponese?

I tuoi capelli rimarranno lisci da 9 mesi a 1 anno. La maggior parte della gente crede che duri per sempre dato che è chiamata stiratura permanente ma questo non è possibile a causa del fatto che i capelli continuano a crescere e questi capelli nuovi non hanno ricevuto il trattamento. È per questo che, anche se questo tipo di stiratura fosse permanente nella zona trattata, sarebbe necessario tornare a fare ritocchi per la ricrescita dei capelli.

Quando devo ritoccare i capelli della ricrescita?

La ricrescita in generale ha bisogno di essere trattata circa da 6 mesi a 1 anno dopo il trattamento iniziale. Quanto più rapidamente crescano i capelli, tanto prima sarà necessario cominciare a trattarli. In genere, la velocità della crescita dei capelli dipende da ogni persona pertanto potrai essere tu stessa a decidere quando tornare a realizzarti la stiratura giapponese. È possibile che non sia necessario tornare a trattarlo se i capelli ti crescono un paio di centimentri ma appena le ricrescite abbiano la lunghezza necessaria per arricciarsi, incresparsi o ondularsi, avrai bisogno di tornare a fare la stiratura. In questo modo manterrai i capelli brillanti, lisci e senza frizz durante più tempo.

Che tipo di capello è adatto per la stiratura giapponese?

Quasi tutti i tipi di capelli sono adatti. In genere non esiste un tipo di capelli a cui sia impossibile realizzarlo ma bisogna considerare che i risultati possono variare. Consigliamo di ricorrere al parrucchiere e domandare prima di realizzare il trattamento per sapere quale sarà l'aspetto finale. La stiratura giapponese funziona perfettamente con i seguenti tipi di capelli:

- Capelli di razza caucasica
- Capelli asiatici
- Capelli americani
- Capelli del Medio Oriente
- Capelli norvegesi
- Altri tipi di capelli. Consulta il tuo parrucchiere.

Come saranno i miei capelli dopo il trattamento?

I tuoi capelli saranno lisci, totalmente lisci. Li sentirai incredibilmente morbidi e setosi. Noterai che hanno più brillantezza e che sono più luminosi. Inoltre, potrai dare loro facilmente molte forme che prima non potevi fare con i capelli ricci o ondulati.

Una volta realizzato il trattamento, dovrò asciugare i capelli quando li lavo?

No, non dovrai tornare ad asciugare i tuoi capelli a meno che tu lo desideri per eliminare l'umidità rapidamente. Per fare questo impiegherai solo da 4 a 5 minuti. Avendo il trattamento di stiratura giapponese puoi lasciarli asciugare all'aria senza preoccuparti dell'increspamento dei tuoi capelli a causa dell'umidità. I capelli si asciugheranno rimanendo perfettamente lisci e morbidi.

Posso realizzarmi il trattamento sui capelli tinti?

Questo dipende dal tipo di prodotti chimici che sono stati utilizzati nella tinta e dal colore. I parruchhieri con esperienza in stiratura giapponese potranno valutare facilmente se sarà adatta al tuo caso.

I miei capelli soffriranno qualche danno con il trattamento?

Se scegli un parrucchiere senza esperienza, è possibile. La stiratura giapponese è un trattamento difficile da realizzare. Dura molte ore e deve essere fatto solo da un esperto. Se trovi un parrucchiere capace e con esperienza, non dovresti avere nessun problema. È per questo che consigliamo che domandi ad amici e conoscenti e chieda referenze. Puoi anche domandare direttamente al parrucchiere quante volte ha realizzato il trattamento (l'esperienza è un grado).

Come si fa la stiratura giapponese?

La tecnica della stiratura giapponese è una tecnica che non deve essere realizzata da persone che non sono professioniste, la durata di questo è abbastanza lunga e i risultati possono non essere quelli aspettati se non lo fa qualcuno con esperienza.

Come fare la stiratura giapponese:

- La prima cosa è lavare i capelli.
- Senza lasciarli asciugare, si applica il prodotto su tutto il capello e si lascia agire almento durante 30-45 minuti. Questo tempo può variare dipendendo dal tipo di riccio del capello.
- Dopo l'applicazione del prodotto, comincia la stiratura in sé. Con una piastra speciale di ioni (piastra ionica), si passa sui capelli dalla radice fino alle punte. Deve essere fatto su sottili ciocche e con pause. La cosa più importante da tenere in considerazione è non lasciare neanche un solo capello che non sia stirato dalla piastra.
- Una volta finiti di stirare tutti i capelli,si applica un prodotto neutralizzante che agisce durante alcuni minuti.
- Si lavano i capelli con uno shampoo e balsamo speciali.
- Si continua con l'asciugatura dei capelli. Per questo si utilizzano una spazzola e un asciugacapelli ionico.
- È importante non lavare i capelli per due o tre giorni dopo il trattamento.

Quanto costa la stiratura giapponese?

La stiratura giapponese di cheratina può essere costosa. Dipendendo dal parrucchiere e dalla città in cui vivi, il prezzo può variare tra i 300euro e i 500 euro;. tuttavia, nonostante il prezzo alto, il trattamento avrà una durata tra i sei mesi a un anno completo.

Oltre all'investimento economico, il processo di stiratura giapponese consuma anche molto tempo. Il trattamento può durare da due a otto ore e consiste in vari passi e tappe di applicazioni di prodotti chimici e calore.

Perché è così cara?

La stiratura giapponese è un trattamento estremamente difficile da realizzare, e il processo necessita generalmente da 3 a 6 ore per essere realizzato e ottenere il liscio perfetto. A volte, può perfino richiedere più tempo. Se il tuo parrucchiere afferma il contrario, la cosa più probabile è che ti stia offrendo un prodotto o servizi di qualità inferiore, non accettarlo. Il risultato potrebbe essere un disastro.

In che cosa consiste la stiratura giapponese?

La stiratura giapponese, conosciuto anche come ricondizionamento termico, è uno dei modi migliori di stirare i capelli in maniera permanente. A differenza del trattamento di cheratina brasiliana, solo le ricrescite dovranno essere trattate di nuovo, il resto dei capelli rimarrà liscio.

Ci sono due tipi principali di stiratura giapponesi: Yuko e Liscio. Yuko è l'originale e si usa principalmente sui capelli che non hanno mai avuto una stiratura chimica (vale a dire, si applica sul capello vergine). Liscio, dall'altra parte, si può realizzare sul capello che è stato trattatao chimicamente.

Il ricondizionamento termico può ottenere grandi risultati, sempre che il parrucchiere abbia capacità ed esperienza nella stiratura giapponese.

Come si realizza la stiratura giapponese?

Il primo passo del trattamento consiste nell'applicare un balsamo di proteina per i capelli, seguito da un balsamo a base di crema che ammorbidisce il capello e aiuta a separare i legami di zolfo all'interno del fusto dei capelli.

Quando il parrucchiere determina che i legami di zolfo si sono separati adeguatamente, i capelli si sciacquano. Il parrucchiere applicherà un neutralizzante e utilizzierà qualche tipo di strumento di tensione per mantenere il capello liscio. Dopo che il neutralizzante sia stato il tempo richiesto, i capelli si sciacquano e si stirano con una piastra.

Il neutralizzante deve continuare per assorbire l'ossigeno con lo scopo di legare di nuovo i legami di zolfo all'interno della radice del capello. Per questa ragione, i capelli a cui è stata praticata la stiratura giapponese non possono essere lavati con shampoo o essere esposti all'acqua almeno da 24 a 72 ore dopo il trattamento.

3.2 Stiratura brasiliana di cheratina

Realizzare durante anni trattamenti di stiratura convenzionali (stiratura permanente, giapponese, definitiva, ionica, termica, brasiliana...) può lasciare il capello rovinato, senza brillantezza e incapace di mantenere un'acconciatura. Questi trattamenti chimici per il capello finiscono col danneggiare la chioma con il tempo. Allora, qual è il miglior prodotto per la stiratura dei capelli? Il trattamento di cheratina per la stiratura brasiliana dei capelli non danneggia la chioma. Infatti, come dice un articolo del New York Times, i benefici di questo trattamento hanno scoperto come il capello secco torna diventa più sano dopo aver usato la stiratura con cheratina. Con lo scopo di ottenere capelli lisci con il trattamento di stiratura brasiliana di cheratina, dovrai trovare un salone di bellezza che offra questo trattamento speciale.

Trova il miglior centro d'estetica per un trattamento di stiratura brasiliana con cheratina

Il trattamento di stiratura brasiliana con cheratina è conosciuto come Spazzola progressiva. Per ottenere i migliori risultati, avrai bisogno di trovare un salone di bellezza che si specializzi nel trattamento di stiratura di cheratina brasiliana. Ci sono per lo meno 15 formule diverse che rispondono al tipo di capelli e i risultati sono differenti per tutti loro. Richiedi un parrucchiere con esperienza che sia stato preparato per dimostrare i trattamenti di stirature brasiliane con cheratina. Alcuni saloni di bellezza offrono anche una consulenza gratuita. Se il tuo badget è basso, consulta le offerte nel tuo centro d'stetica.

Come si realizza la stiratura brasiliana

Sicuramente dovrai stare tra le due e le tre ore dal tuo parrucchiere perché c'è bisogno di almeno due ore nel salone per completare il trattamento. Si inizierà con uno shampoo speciale che è fatto per sbloccare la cuticola del capello. Dopo lo shampoo, il capello si satura con il trattamento di stiratura di cheratina brasiliana dei capelli. Dopo si asciugano i capelli e si utilizza un lisciante per capelli su tutta la testa. Il calore dell'asciugapelli e della piastra lisciante fissano la cheratina nel capello.

Consigli dopo aver realizzato il trattamento di stiratura di cheratina brasiliana

- Non ti lavare i capelli per 2-4 giorni dopo questo trattamento.
- Porta i capelli raccolti in una treccia morbida o coda di cavallo, se è necessario.
- Dopo questi giorni puoi utilizzare lo shampoo e sistemare i tuoi capelli.
- Trattali solo con prodotti che non abbiano cloruro né solfato di sodio. I prodotti con questi ingredienti danneggiano il capello, rovinando i risultati del trattamento.

Prezzo della stiratura brasiliana

Il costo della stiratura brasiliana dipende dalla lunghezza dei capelli, per i capelli corti il suo prezzo approssimativo è di 200euro; e per i capelli lunghi il suo costo approssimativo è di 300euro;. Se preferisci optare per qualcosa di più economico la stiratura brasiliana in casa può essere una soluzione.

Differenze tra stiratura brasiliana e giapponese

Negli anni, questi tipi di stirature sono diventate look di capelli molto alla moda. Ogni volta che appare una nuova tecnologia che è eccellente per il trattamento del capello, molte donne prendono appuntamento con il loro parrucchiere per provarlo. Per la stiratura dei capelli sono diventate popolari due tecnologie in particolare: la stiratura giapponese e la stiratura brasiliana, ma, qual é la differenza tra loro? Bene questo è esattamente ciò che proveremo a scoprire qui.

In primo luogo, esiste la stiratura giapponese, ricondizionamento termico o stiratura di Yuko. Riceve questo nome perché il processo è stato creato dalla giapponese Yoko Yamashita, esperta hair stylist.

Con la stiratura giapponese dei capelli, i capelli umani si lisciano in modo permanente con prodotti chimici. I capelli si separano in sezioni (ciocche sottili) e ogni sezione viene piastrata e asciugata individualmente. A seconda della lunghezza dei capelli e dello spessore, la stiratura giapponese può durare da una fino a otto ore. Una volta stirati, i capelli non torneranno alla loro forma naturale. Perdereanno l'increspamento (frizz) e il riccio. Qualsiasi ricrescita dei capelli manterrà la consistenza naturale del tuo capello.

Ma in che cosa si differenzia dalla stiratura brasiliana? Questo tipo di stiratura si conosce anche come trattamento di cheratina brasiliana. Si tratta di un procedimento di stiratura con cheratina come ingrediente principale. La cheratina è una proteina molto resistente che si trova in modo naturale nel capello, le unghie e la pelle.

A differenza della stiratura giapponese, che dà luogo a una chioma liscia, fissa e permanente, la stiratura del capello brasiliana, soprattutto evita il frizz del capello ma permettendo che continui a esistere l'onda o il riccio. Vale a dire, più che una stiratura è un metodo di anti increspamento. Anche se, è vero che a seconda del riccio è anche lisciante, i risultati non sono così rigidi come nel caso della stiratura giapponese. Inoltre i risultati non sono permanenti nel caso del metodo brasiliano, durano solo da 4 a 8 settimane.

Un'altra differenza tra loro è che con la stiratura brasiliana, la formula della proteina cheratina si infonde (grazie al calore) nel capello appena lavato e la cuticola dei capelli si ammorbidisce, riparando i danni nei capelli. In questo modo gli si dà forza, flessibilità e maneggiabilità. Con la stiratura giapponese, ciò non succede.

Per decidere tra i due trattamenti, è sempre meglio consultare il tuo hair stylist personale. Il trattamento di stiratura più adatto a te è quello che meglio si adatta allo spessore, la consistenza e lo stato naturale del tuo capello.

Riassunto:

- La stiratura brasiliana ripara il capello danneggiato, la giapponese no.
- La stiratura brasiliana elimina il frizz e l'increspamento, ma non lascia i capelli perfettamente lisci come nel caso della stiratura giapponese..

- La stiratura giapponese è permanente, quella brasiliana dura da 4 a 8 settimane.

Informazioni sulla stiratura brasiliana

- Anche se il prodotto in sé non è caro la sua applicazione sì lo è perché richiede molto tempo ed esperienza. Può raggiungere un prezzo di circa 250€.
- Il trattamento può durare da 1,5 a 5 ore a seconda della lunghezza e dello spessore del capello.
- Il successo dipende dall'efficienza della piastra e dal numero delle volte che si applica alle ciocche dei capelli.
- Non si devono lavare né bagnare i capelli nei tre 3 o 4 giorni posteriori al trattamento perché non si perda l'effetto.
- C'è una versione più breve del trattamento in cui si possono lavare i capelli dopo 6 ore. Può essere che questo trattamento non sia così efficace.
- Il capelli devono essere lavati e sistemati con shampoo e balsami speciali, che non contengano solfato di sodio. Il cuoio capelluto e i capelli a volte non si sentono così puliti come con gli shampoo che utilizzavi prima del trattamento.
- Quanto più spesso si lavano i capelli,più rapidamente si perderanno gli effetti.
- Si può fare su praticamente qualsiasi tipo di capello.
- Se hai i capelli danneggiati, questo trattamento di cheratina brasiliana farà sì che i tuoi capelli tornino ad essere morbidi e brillanti dato che la cheratina è una proteina naturale del capello che aiuta a ripararlo.

3.3 Stiratura brasiliana casalinga

Se tu formi parte di questo gruppo di donne con i capelli ricci che hanno desiderato avere i capelli lisci in qualche momento, con questa stiratura brasiliana non dovrai alzarti presto per stirarti i capelli. Tutti i tuoi sogni si possono trasformare in realtà.

A differenza dei sistemi di stiratura giapponese, la stiratura brasiliana utilizza prodotti per stirare i capelli che non contengono prodotti chimici che alla fine, cambiano la consistenza dei capelli. Anzi, la cheratina brasiliana che si utilizza per lisciare è una proteina che è simile alle proteine dei capelli umani.

Potrai godere dei benefici di avere i capelli con stiratura brasiliana e senza dover andare dal parrucchiere, ci sono varie compagnie su internet che vendono a casa attrezzi per lisciare i capelli.

Per una stiratura casalinga avrai bisogno di:

- Shampoo
- Cheratina per i capelli
- Spazzola
- Asciugacapelli
- Piastra

Come fare la stiratura brasiliana a casa:

- Lava i capelli con uno shampoo che dopo dovrai sciacquare e che non contenga cloruro di sodio.
- Asciuga i capelli con un asciugamano, lasciandoli umidi, ma non bagnati.
- Dividi i tuoi capelli in sezioni. Quanto più spesso sarà il capello, più saranno le sessioni di cui avrai bisogno.
- Applica il trattamento di cheratina brasiliana dalle radici alle punte.
- Passa la piastra sui capelli durante almeno 15 minuti.
- pettina i capelli.
- Asciuga i capelli con un asciugacapelli mentre ti spazzoli i capelli lisci.
- Utilizza una piastra quando noti i tuoi capelli asciutti. Metti la tua piastra nella posizione più alta, e poco a poco la passerai per ogni sezione dei tuoi capelli almeno tre volte.
- Aspetta 48 ore prima di lavarti i capelli.

- È importante mantenere i capelli più dritti che si possa per le 48 ore dopo aver applicato il trattamento per i capelli stirati. Se noti qualche onda nei capelli devi solo ripassarti la piastra. La stiratura brasiliana non è permanente, al massimo ti devi aspettare che i risultati resistano da due a quattro mesi.
- Alcuni trattamenti di stiratura brasiliana contengono formaldeide, che può portare a cattivi effetti secondari. Cerca prodotti che ti permettano di stirare i tuoi capelli senzs uso di formaldeide.

3.4 Stiratura permanente con cheratina

Capelli lisci e setosi sono una caratteristica altamente desiderata da molte donne, ma il tempo e l'energia che si necessitano per ottenere ciò look può essere spossante. È per questo che stirare i capelli in modo permanente o definitivo ha raggiunto tanti accoliti negli ultimi anni. La sua popolarità oggigiorno continua a crescere, essendo uno dei trattamenti del capello più popolari negli ultimi anni. La stiratura permanente, anche se il suo nome indica il contrario, non è permanente, dato che questa sparisce man mano vanno crescendo i capelli.

Storia della stiratura permanente

Le donne hanno utilizzato le piastre per stirare i capelli dalla fine del 1800, ma dato che la tecnologia avanza, lo hanno fatto anche i metodi per ottenere questo aspetto così elegante. A metà del secolo 1900, i prodotti chimici sono stati introdotti come un'alternativa permanente, ma la composizione era intensa per il cuoio capelluto. Oggigiorno, ci sono dozzine di sostanze chimiche per stirare i capelli in modo permanente. Queste sostanze sono più sicure e più delicate di quelle del passato.

Passi per la stiratura definitiva

La permanente dei capelli lisci rompe i legami della proteina cheratina nel capello con prodotti chimici. In seguito, ristabilisce i legami dopo dopo che il capello è stato stirato. Ci sono due passi nel processo. La prima applicazione si mette sui capelli asciutti, delicatamente e uniformemente pettinandoli, dato che il capello è molto fragile in questo momento. Una volta che si è determinato che i legami di cheratina si sono separati, la prima soluzione si dissolve e si applica la seconda per ristabilire i nuovi legami.

Tipi di stiratura permanente

I due tipi di stirature più comuni per ottenere un capello liscio sono il ricondizionamento termico (conosciuto anche come stiratura giapponese) e il trattamento di cheratina stiratura brasiliana. La stiratura giapponese consiste in un ciclo di lavaggi, riscaldamento e stiratura, che si ripete varie volte. Il trattamento di cheratina brasiliana è il metodo più nuovo e più delicato. Richiede una soluzione di cheratina attiva che deve essere applicata, dopo, si passa la piastra sui capelli.

Quanto ci si impiega a fare la stiratura permanente?

Il processo reale è molto corto (circa 1 ora) tuttavia, richiede la massima precauzione per la pelle e per il cuoio capelluto. La soluzione si lascia in posa per circa 5-8 minuti, dipendendo dal tipo di capello e dai prodotti chimici utilizzati.

Dopo il procedimento, i capelli saranno fragili. Gli hair stylist consigliano uno shampoo ricco di proteine per migliorare la forza e la lucentezza del capello. Sarà anche necessario usare un balsamo per contrastare l´umidità. In media, le applicazioni di ritocco si realizzano due o tre volte all´anno, dipendendo dalla rapidità con cui i capelli crescono.

Avvertenze sulla stiratura permanente

La stiratura definitiva dei capelli richiede l´uso di prodotti chimici dannosi, pertanto il procedimento deve sempre essere realizzato da un parrucchiere professionista. Anche se è possibile comprare prodotti casalinghi, possono sorgere molti problemi (come l´irritazione del cuoio capelluto e il danno del capello) se il processo non si realizza correttamente. Si consiglia anche di fare una consulta in un salone di bellezza prima di realizzare la stiratura permanente, dato che il trattamento dipende dal tipo di capelli, che varia secondo la persona.

3.5 Stiratura Bio Ionic

Bio-ionic è un tipo di stiratura giapponese che ha marcato un referente nel mondo della stiratura dei capelli. Si tratta di un trattamento per i capelli che trasforma i capelli ricci con problemi di secchezza in capelli lisci e setosi, totalmente retti. La stiratura Bio-ionic è molto duratura, in genere è necessario solo ritoccarla quando spunta la ricrescita .

Questo tipo di trattamento è perfetto per tutte quelle donne che non hanno tempo per utilizzare l´asciugapelli per stirare i loro capelli.

Quali prodotti Bio Ionic ci sono sul mercato e che prezzo hanno

Attualmente esistono già diversi prodotti sul mercato che offrono la tecnologia Bio Ionic, da balsami per capelli come Super-Hydrator™ o Micro Hydration Therapy™, fino ad asciugacapelli come iTools che include la tecnologia Nano-Ionic™ e piastre per capelli, spazzole, ecc. Il loro prezzo varia dipendendo dal prodotto da acquistare, evindentemente non ti costerà lo stesso un balsamo che un asciugacapelli o una spazzola. Prima di acquistare qualsiasi prodotto ti consigliamo come sempre una visita da un esperto.

Quanto dura la stiratura Bio Ionic

Questo tipo di stiratura è totalmente definitivo, i capelli trattatio con Bio Ionic non tornano mai ad arricciarsi. Si deve ripetere il trattamento solo per le ricrescite.. La ricrescita normalmente si deve ritoccare dopo 5 mesi ma dipende dal tipo di riccio che hai.

Si può realizzare la stiratura Bio Ionic sui capelli tinti?

La risposta è sì, sempre che i capelli siano in buono stato. Non importa che abbia i capelli tinti, che abbia realizzato un bagno di colore, riflessi, meches o altri tipi di trattamento di colore. Se hai capelli sani, puoi realizzarti la stiratura Bio Ionic.

Come ottiene una stiratura perfetta il Bio Ionic

La qualità dei prodotti impiegati è ciò che fa che la stiratura sia perfetta. Il trattamento Bio Ionic si fissa chiudendo la cuticola del capello dalla radice fino alle punte. Questo fa sì che la lucentezza e la consistenza del capello sia eccellente.

La stiratura Bio Ionic, mantiene il volume?

All'inizio tutto il volume o l'increspamento si perdono. Una volta che il capello cresce a partire dai 3mm, il volume riappare sollevando la radice del capello e apportando corpo alla chioma.

Vantaggi della stiratura Bio Ionic

Questo tipo di stiratura ha diversi vantaggi rispetto ad altri metodi di stiratura. Confrontato con il resto dei prodotti del mercato la stiratura Bio Ionic offre:

- È applicabile a capelli tinti o colorati.
- È reversibile, può essere modellato dopo varie settimane.
- Dà lucentezza e salute al capello.
- Mantiene il capello curato.
- Viene direttamente da Los Ángeles (Stati Uniti).
- Ha passato rigidi controlli di qualità.

Il trattamento della stiratura Bio Ionic dura circa 4 ore. Durante le 72 ore posteriori al trattamento non devi lavare i tuoi capelli né bagnare la testa. È conveniente evitare le attività che comportino sudorazione. Se, inevitabilmente ti si bagnano i capelli, devi asciugarli rapidamente e piastrarli per restituire loro il liscio.

www.ingramcontent.com/pod-product-compliance
Lightning Source LLC
Chambersburg PA
CBHW060648290526
45793CB00001B/442